DE L'EMPLOI

DU QUINQUINA

ET

DU SULFATE DE QUININE

A DOSES INFINITÉSIMALES

DANS LES NÉVRALGIES PÉRIODIQUES

ET

DANS LE RHUMATISME ARTICULAIRE AIGU

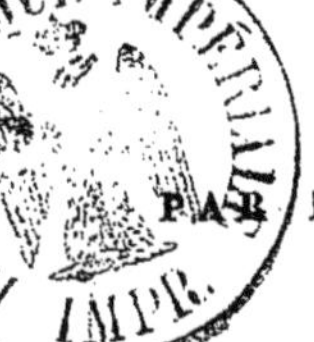

PAR LE DOCTEUR **ESCALLIER**

Ancien interne-lauréat des hôpitaux de Paris

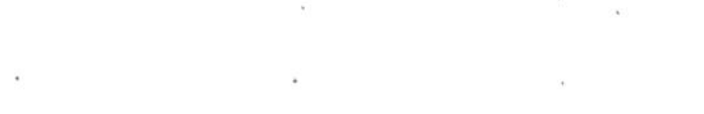

PARIS

CHEZ J.-B. BAILLIÈRE ET FILS, ÉDITEURS

RUE HAUTEFEUILLE, 19

—

1862

DE L'EMPLOI

DU QUINQUINA ET DU SULFATE DE QUININE

A DOSES INFINITÉSIMALES

DANS LES NÉVRALGIES PÉRIODIQUES

ET

DANS LE RHUMATISME ARTICULAIRE AIGU

Ce titre indique immédiatement à nos lecteurs l'objet de ce travail ; travail de pure observation, d'où il résultera, je l'espère, que si la nécessité de l'emploi du sulfate de quinine *en substance* est bien démontrée pour couper *les fièvres intermittentes* dans les cas les plus ordinaires, elle ne l'est nullement quand il s'agit de combattre les névralgies périodiques et le rhumatisme aigu. Je sais bien que cette proposition est directement contraire à l'opinion généralement reçue qui admet dans ces cas la nécessité de, doses de sulfate de quinine supérieures à celles que réclame la fièvre intermittente ; mais je ne puis méconnaître ce que j'ai vu, et c'est seulement le résultat de mon expérience que je vais rapporter ici.

Névralgies périodiques.

1re Observation.

*Névralgie susorbitaire gauche : périodicité matutinale. Chinin.
sulfuric. 1re tritur. Diminution immédiate, guérison le troisième
jour.*

M. Yv..., trente-huit ans, employé de bureau, éprouve chaque
année, au printemps, depuis l'âge de dix-huit ans, des accès de névralgie faciale ; ils se montrent le plus souvent du côté gauche, quelquefois à droite, et parfois aussi des deux côtés; accès périodiques,
lesquels cèdent facilement au sulfate de quinine depuis plusieurs
années; avant l'emploi de ce remède, leur durée était d'environ deux
mois.

Cette année (1852), ils ont reparu, il y a quinze jours environ ; ils
commencent chaque matin, entre sept heures et midi, et durent sept à
huit heures : douleurs lancinantes, qui partent du trou susorbitaire et
s'étendent à tout le pourtour de l'orbite et à l'œil, où elles excitent un
larmoiement considérable; elles diminuent par la compression de la
partie souffrante. La santé générale est bonne.

Le 10 février, je prescris *chinin. sulfuric.* 1re trit. au 100e, 50 centigr. dans 125 gr. d'eau, trois cuillerées par jour.

Le 11, douleurs plus violentes, mais pendant quatre heures
seulement.

Le 12, douleurs aussi pendant quatre heures, mais plus faibles.

Aujourd'hui 13, l'accès a manqué, la tête a été seulement un peu
lourde. — Même potion, une cuillerée matin et soir.

Quatre jours après, le 17, le malade m'annonce que rien n'a reparu.
J'apprends au bout de plusieurs semaines que la guérison s'est maintenue.

La dose administrée ici n'est pas, sans doute, infinitésimale
comme une 12e ou une 6e dilution hahnemannienne; néan-

moins elle est bien minime, quand on songe surtout au pré-
cepte généralement émis de recourir en pareil cas au sulfate
de quinine à la dose d'un gramme au moins.

D'ailleurs, les faits qui vont suivre démontreront qu'il est
possible et qu'il est mieux de remonter dans l'échelle des
dilutions.

Cette observation offre encore cette intéressante remarque
à faire, que le sujet avait été soumis déjà en pareille circons-
tance, et avec un succès égal, il est vrai, mais non supérieur,
à l'emploi du sulfate de quinine en nature.

2e OBSERVATION.

Récidive de la maladie précédente trois ans après. China 3e *dilut.*
Aggravation les deux premiers jours, guérison le troisième.

Le même M. Yv... (est-ce un effet de pure coïncidence ?) est resté de
1852 à 1855 sans ressentir de nouveaux accès comme il en éprouvait
chaque année ; il revient me trouver le 6 juillet 1855 pour combattre
les mêmes crises qui se répètent depuis quatre jours, à sept ou huit
heures du matin, et durent six heures. Mêmes caractères et siége des
douleurs qu'en 1852. Cette fois je prescris *china* 3e gutt. 2 dans 125
gr. d'eau, à boire en deux jours et quatre prises, l'après-midi et le soir
de ce jour et du lendemain.

Le 7, la crise l'éveille à trois heures et demie de la nuit et dure
quatre heures.

Le 8, elle commence à cinq heures et demie du matin et dure
neuf heures, suivie de cinq ou six selles en diarrhée, qui viennent le
surprendre. Y a-t-il eu aggravation médicamenteuse ?

Toujours est-il que, le 9, il a ressenti seulement de la lourdeur de
tête pendant quelques heures ; l'après-midi il éprouve un mieux-être
général, et rien de nouveau n'est survenu depuis.

Cette fois nous voyons le sulfate de quinine égalé dans son
action par quelques gouttes de *china* 3e, dose à laquelle on
ne peut reprocher peut-être que d'avoir été un peu trop

active. Au moins paraît-il y avoir eu des effets d'aggravation et une sorte de crise qui ne s'était pas montrée après *chinin. sulf.* 1re trit.

Je me suis élevé à une dilution supérieure dans les observations qui vont suivre.

3e OBSERVATION.

Névralgie susorbitaire droite, périodicité matutinale. China 5e *dil. Guérison immédiate.*

M. R..., négociant, trente-six ans, vient m'annoncer que depuis trois jours, il est pris, tous les matins à huit heures, d'une douleur lancinante dans l'arcade sourcilière droite, jusqu'à trois heures de l'après-midi ; alors, en même temps que la douleur se dissipe, il ressent dans l'intérieur du crâne une sorte de ballottement comme s'il y avait de l'eau. Il y a dix ans, M. R... a eu plusieurs accès de fièvre intermittente qui ont été coupés avec le sulfate de quinine. Je prescris, le 9 avril 1852, *china,* 5e dil., une goutte dans 125 gr. d'eau à prendre en quatre fois, à la fin de l'accès et le soir. Le lendemain la douleur se montre, mais beaucoup moins vive ; le 11, elle ne vient pas, et depuis elle ne s'est pas renouvelée.

Dans l'observation qu'on va lire, analogue à la précédente, des globules ont suffi.

4e OBSERVATION.

Céphalalgie périodique du côté gauche, périodicité matutinale. China 6e. *Guérison immédiate.*

M. A..., trente-huit ans, dégraisseur, est affecté d'une névralgie intermittente depuis quatre jours ; l'accès commence à sept heures du matin ; il a duré ces trois derniers jours jusqu'à dix heures, et aujourd'hui jusqu'à une heure de la matinée ; la douleur occupe le côté gauche de la tête qui se trouve serrée comme dans un étau ; de plus, le malade y ressent comme des coups de marteau, avec sensation de ballottement intérieur d'un corps pesant comme du plomb.

Le 9 mai 1852, je prescris *china* 6ᵉ dil., 4 globules dans 125 gr. d'eau, à prendre le tiers de suite, le second tiers demain matin et le reste à midi.

Le lendemain la crise vient, mais à peine sensible.

Le 11 mai, le malade n'éprouve, à la même heure, qu'une sorte d'étonnement à peine sensible et sans douleur. — *China* 4 glob., 12ᵉ dil., dans 125 gr. d'eau, une cuillerée matin et soir. Tout fut fini.

Est-ce assez probant? Évidemment, le quinquina à dose homœopathique n'a rien eu à envier ici au sulfate de quinine à haute dose. Il en est de même dans les trois observations qui suivent; dans la sixième, comme dans l'observation n° 1, on verra que des accès précédents avaient été guéris par de hautes doses de sulfate de quinine; on en devra conclure que les deux modes d'administration du médicament sont suivis des mêmes effets, nouvelle preuve vraiment expérimentale et irrécusable de l'action des doses infinitésimales. Mais comme, en thérapeutique, il faut non-seulement guérir *tuto et cito*, mais *jucunde*, c'est-à-dire en évitant au moins les inconvénients inhérents au remède, personne n'hésitera dans son choix.

5ᵉ OBSERVATION.

Névralgie susorbitaire droite, périodicité matutinale. China 5ᵉ.
Guérison le second jour.

Madame F..., quarante ans, nerveuse et impressionnable, souffre depuis plusieurs jours de névralgie susorbitaire droite, qui commence régulièrement à neuf heures du matin, acquiert son maximum de midi à une heure, et disparaît vers cinq heures du soir; douleurs lancinantes et tiraillements, qui ne supportent pas le contact et s'accompagnent de rougeur du grand angle de l'œil et d'un larmoiement abondant. Elle attribue cette névralgie aux courants d'air répétés auxquels elle s'est exposée.

Je prescris à cette dame, qui m'écrivait son état d'Alençon, *china* 5ᵉ trit., trois doses de 0ᵍʳ,05, à prendre une dose seulement le soir, à la fin de l'accès, délayée dans une cuillerée d'eau. C'était le 19 avril 1856. Elle m'écrit huit jours plus tard que, le lendemain de la seconde prise, l'accès était venu beaucoup plus faible et qu'il avait manqué le jour suivant. Je sais qu'il n'y a pas eu de récidive.

6ᵉ OBSERVATION.

Névralgie temporo-faciale gauche, périodicité matutinale. China 5ᵉ.
Guérison immédiate.

M. C..., employé de bureau, souffre depuis cinq jours, à la suite de bronchite et coryza, d'une névralgie faciale du côté gauche, consistant en élancements et pression constrictive qui partent de la tempe et de l'œil pour s'irradier dans tout le côté de la face : larmoiement, aggravation de la douleur par le mouvement, le bruit, le toucher. L'accès commence régulièrement à huit heures du matin, acquiert son maximum vers midi et cesse vers trois ou quatre heures, mais hier il s'est prolongé jusqu'à neuf heures de la soirée. — Inappétence et langue blanche, mais état normal des garde-robes et du sommeil.

Il y a quinze ans environ, M. C... a eu une pareille névralgie, qui n'a cédé qu'à de hautes doses de sulfate de quinine.

Le 23 avril 1860, je donne *china* 5ᵉ trit., deux doses de 0ᵍʳ,10 ; une dose par jour dans trois cuillerées d'eau, une cuillerée à quatre heures du soir, au coucher et au réveil.

Dès le lendemain, l'accès se montre à dix heures seulement, très-atténué, et dure peu d'heures ; le jour suivant, simple pesanteur promptement dissipée ; puis guérison complète.

7ᵉ OBSERVATION.

Névralgie sousorbitaire droite datant de trois semaines ; périodicité matutinale. China 5ᵉ. *Guérison immédiate.*

Madame R..., couturière, trente ans, délicate et nerveuse, déjà traitée par moi d'accès de migraine l'une des années précédentes, souffre depuis trois semaines d'une névralgie périodique dont le début a lieu à sept heures du matin et la fin à deux heures de relevée ; douleur d'élancements et de tiraillements qui occupent le nerf sousorbitaire du côté droit et s'accompagnent de chaleur avec gonflement et sueur à la face : le travail, la parole, l'acte de la déglutition sont impossibles.

Le 17 décembre 1860 , je prescris *china* 5ᵉ, 1 goutte dans 150 gr. d'eau, trois cuillerées par jour.

Dès le lendemain 18, la douleur n'a plus reparu.

Le 27, elle se plaint d'éprouver depuis quatre jours quelques douleurs lancinantes modérées et erratiques, sans moments fixes. Une seconde potion la guérit complétement.

8ᵉ Observation.

Névralgie cervicale datant de trois semaines ; périodicité vespertine.
Chinin, sulfuric. 3ᵉ. *Guérison immédiate.*

Le jeune P..., seize ans, bijoutier, est revenu, il y a près de quinze jours, de la campagne, souffrant chaque jour, vers quatre heures de l'après-midi, de vives douleurs qu'il qualifie de torticolis et qui paraissent avoir leur siége dans les muscles latéraux du cou, lesquels lui semblent gonfler et se contracter ; en même temps la tête est lourde avec disposition vertigineuse, et il éprouve le besoin de se coucher. Une fois couché, la douleur s'atténue peu à peu et, au bout de quelque temps, il s'endort ; la crise est finie. La nuit et la journée suivante, jusqu'à quatre heures, son état de santé est parfait.

Les accidents ci-dessus ont commencé après quelques jours d'assiduité à la pêche par un temps humide. La veille de ma visite, sa mère, voyant les douleurs augmenter en intensité, l'avait gardé dans sa chambre et au lit ; néanmoins la crise vint à son heure habituelle et avec la même intensité.

Le 20 juin 1862, je prescris *chinin. sulf.* 3ᵉ trit., 0,40 en quatre doses à prendre une cette après-midi, une demain matin et l'après-midi, la quatrième le surlendemain matin.

22 juin. — La crise du 20 a été beaucoup plus légère, celle d'hier a complétement manqué. — Même prescription, une dose le matin.

Plus rien n'a reparu.

Cette observation diffère de toutes les précédentes au point de vue de la forme des accidents; il ne s'agit pas d'une névralgie de la face, mais du cou ; la crise ne se montrait pas le matin, mais l'après-midi : l'action du médicament indiqué pour la périodicité n'a pas eu moins de succès que dans les névralgies faciales proprement dites et toujours à dose infinitésimale. J'avouerai qu'aucun motif spécial ne m'a fait ici préférer le sulfate de quinine au quinquina lui-même.

Ainsi, dans les huit cas que je viens de rapporter, même action curative rapide et manifeste. En opposition à ces observations, je ne puis citer qu'un seul cas de névralgie périodique où j'ai reconnu la nécessité d'arriver, comme dans les fièvres intermittentes, à l'emploi du sulfate de quinine en nature pour obtenir une guérison plus parfaite que par les premières triturations dont l'effet avait été incomplet, bien qu'il se fût maintenu plusieurs mois. Du reste, il est bon de faire aussi observer qu'il ne s'agit plus, comme dans les cas précédents, d'une névralgie faciale et franchement aiguë, mais d'une sciatique entée sur un lombago déjà ancien.

9e OBSERVATION.

Névralgie sciatique du côté droit, datant de plusieurs semaines; guérison avec chinin. sulf. 1re; puis, après récidive, avec china, t. m.; nouvelle récidive, insuccès de china 4e ; guérison définitive avec le sulfate de quinine.

M. L...., ouvrier gantier, souffre depuis dix-huit mois de douleurs de reins auxquelles se sont ajoutées, il y a plusieurs semaines, des douleurs d'élancements qui suivent le trajet du nerf sciatique du côté droit et se montrent seulement un quart d'heure après le lever pour se dissiper au bout de deux heures. — *Chinin. sulf.* 3e trit., 0,50 en quatre paq., un par jour.

C'était le 25 décembre 1860 ; le 31, même état. — *Chinin. sulf.* 1re trit., 0,50 dans 125 gr. d'eau, deux cuillerées par jour.

Le 14 janvier 1852, la douleur a progressivement diminué et a disparu à la fin de la potion ; elle recommence depuis trois jours, mais plus faible qu'auparavant.—*Idem*, 2ᵉ trit., 1 gramme dans 120 gr. d'eau, trois cuillerées par jour.

Le 26, il ne reparaît plus rien depuis cinq jours qu'un léger engourdissement.—Nouvelle potion.

Le 2 février, il n'y a plus du tout de douleur sciatique. Je prescris *sulfur.* 4/12ᵉ, et le 13, *causticum* 4/12ᵉ, en potions, contre le lombago.

Le 11 mars, le malade me dit que le lombago n'a point été modifié, mais que les douleurs sciatiques périodiques ont reparu depuis huit jours. Elles cèdent complétement au *sulfate de quinine* 1ʳᵉ trit., 1 gr. en potion.

Le 1ᵉʳ juillet, récidive depuis quinze jours; la 1ʳᵉ trituration employée tout le mois amende le mal sans le guérir complétement; je donne alors *china* t. m., dix gouttes en potion; *guérison jusqu'en novembre*, où, après avoir donné *china* 4ᵉ 1 goutte sans succès, je me décide à administrer, le 15, le *sulfate de quinine* en substance, à la dose de 0,25 le matin; au bout de quatre jours, légère diminution; alors il prend 0,50 le matin.

Le 26, il n'y a plus que de l'engourdissement qui persiste pendant près de quinze jours encore, mais la guérison a lieu sans récidive depuis dix ans.

II

Rhumatisme articulaire aigu.

Dans un travail sur le *Traitement comparé du rhumatisme articulaire aigu*, publié il y a plusieurs années (1), j'ai fait le procès au *sulfate de quinine*, et, en condamnant avec juste raison son emploi aux doses toxiques auxquelles on le recommandait, je n'ai pas, il faut le dire, rendu une justice suffisante à la valeur réelle de ce puissant moyen dans la maladie qui nous occupe.

C'est que, à cette époque, je n'avais vu et compris l'usage du sulfate de quinine qu'à la manière dont l'école de Paris comprenait alors et comprend encore l'administration de ce médicament dans le rhumatisme aigu. « A doses *altérantes*, dit M. le professeur Bouchardat, son *utilité n'a jamais paru évidente ;* à doses élevées, l'influence toxique de ce médicament ne saurait être mise en doute... La dose doit être assez élevée pour produire un trouble passager dans l'économie vivante et ne pas atteindre les limites où il y a un *danger réel* à courir (2). » — « A un gramme 50 centigr. en trois paquets le premier jour, dit M. Bouchut, 2 gr. en quatre paquets le second jour, 3 gr. en six paquets le troisième jour, 4 gr. en six paquets le jour suivant, le pouls s'abaisse rapidement et la douleur disparaît...; mais il faut ralentir dès que des *phénomènes nerveux graves* se montrent. On peut continuer tant qu'il n'y a que des bluettes et de la surdité... » Un peu plus loin il ajoute que ces hautes doses peuvent amener « *la surdité,*

(1) *Journal de la Société gallicane de médecine homœopathique.* 1855.
(2) *Académie de médecine,* séance du 11 juin 1850.

l'amaurose et même la mort, comme il en a vu des exemples (1). »

Or, pour obtenir du sulfate de quinine quelque chance de guérir une maladie fort douloureuse, mais très-ordinairement exempte de danger, s'il faut acheter cette chance de guérison par une chance de mort ou tout au moins d'accidents plus graves que la maladie elle-même, ma conscience d'homme et de médecin se révolte et je n'ai que des paroles de blâme contre une pareille médication : c'est ce qui m'est arrivé au moment où je publiais mon premier travail. A cette époque, des accidents bien réels et trop avérés venaient d'être connus; d'autres plus douteux, mais assez multipliés, qui se sont reproduits trop souvent depuis et qu'on a mis sur le compte du rhumatisme cérébral, pouvaient encore être attribués à l'usage intempestif du remède.

Depuis lors, la pratique m'a mis en face d'un certain nombre de cas de cette maladie, souvent si rebelle, si pénible pour les patients, et aussi, il faut le dire, pour le médecin, même le médecin armé des puissants moyens que la méthode homœopathique met à sa disposition. Et je dois dire que cette pratique m'oblige à constater la supériorité de l'action curative du sulfate de quinine dans le rhumatisme articulaire aigu ; aucun autre médicament ne m'a paru susceptible d'influencer plus rapidement et favorablement cette cruelle affection dans sa marche, sa durée et sa terminaison. Je me hâte d'ajouter que son emploi trouve généralement sa place après que les symptômes généraux les plus aigus et continus ont été attaqués par *aconit*, *bryone*, *mercure* ou les autres médicaments homœopathiquement indiqués ; s'ils n'apportent pas une modification prompte et favorable, le moment est arrivé pour le sel quinique.

Je n'ai pas besoin de dire que je n'ai pas imité, même

----

(1) *Gazette des hôpitaux*, 1853, p. 299.

de loin, les prôneurs de ces doses qui vont jusqu'au début de phénomènes nerveux graves ; je ne me suis même pas arrêté aux doses *altérantes*, dont l'utilité n'a jamais paru évidente à M. Bouchardat. Il est vrai aussi que je ne suis pas allé jusqu'aux globules et aux hautes dilutions homœopathiques ; je m'en suis tenu aux *premières triturations* ; mais je n'en ai pas moins employé des doses très-réduites et *infinitésimales* ; non-seulement je me suis mis hors d'état de nuire dans une maladie où les doses d'un médicament aussi actif ont besoin d'être répétées, mais j'ai pu rester fidèle, quant au mode d'administration du remède, aux principes généraux de la méthode de Hahnemann.

Quant aux indications du médicament, je les ai trouvées surtout dans la rémittence périodique généralement très-caractérisée que l'on rencontre dans cette maladie. En présence des effets plus souvent palliatifs que curatifs des divers médicaments indiqués par les autres symptômes réunis ou par leurs groupes, j'ai cru devoir placer la rémittence au premier rang comme signe indicateur ; si, en effet, l'on étudie avec soin les divers exemples de rhumatisme articulaire aigu bien établi, on pourra constater que cette rémittence demeure généralement régulière et stable au milieu de la variation des autres symptômes. S'il en est ainsi, si elle reste quand tout change autour d'elle, si elle domine ainsi la scène, n'est-il pas naturel de penser qu'elle en constitue un de ces phénomènes importants, essentiels, qui doivent surtout appeler le remède : d'après la loi de similitude, je fus conduit à penser tout d'abord au sulfate de quinine. D'un autre côté, je dus me rappeler que, si l'observation avait démontré les dangers bien réels de ce sel employé empiriquement et à des doses toxiques, elle avait néanmoins prouvé qu'il jouissait, le danger passé, d'une véritable efficacité curative. Tels sont les deux motifs qui m'engagèrent à essayer, dans des cas où la rémittence périodique des accidents aigus était bien manifeste, le sulfate de quinine dépouillé par la préparation hahnemannienne de toute crainte d'effets dangereux ; et c'est le résultat heureux de ces essais que je viens soumettre à mes confrères.

1re OBSERVATION.

Rhumatisme articulaire aigu chez un sujet où la même maladie, quatre ans auparavant, avait duré quatre mois. Traitement commencé le troisième jour : bryone, rhus ; *aggravation nocturne :* sulfate de quinine ; *guérison le 13e jour de la maladie et le 10e du traitement.*

M. L..., menuisier, quarante-quatre ans, rue Montorgueil, où il habite un rez-de-chaussée. — En 1854, j'avais été appelé auprès de cet homme, sujet grand et robuste, d'un tempérament sanguin, pour le traiter d'un rhumatisme articulaire aigu datant de quatre mois et dont *rhus toxic.* fit disparaître rapidement les symptômes subaigus qui persistaient encore avec une certaine intensité.

Quatre ans plus tard, le 2 février 1858, je le trouve malade depuis huit jours d'une bronchite et depuis deux jours de douleurs générales avec fièvre ; son état est le suivant : pouls à 100, plein et dur, langue blanche, soif et inappétence ; il se plaint de céphalalgie, de lumbago et surtout des pieds ; le gauche offre seulement un empâtement peu sensible, mais le droit est siége d'enflure, avec rougeur et une douleur qui cette nuit l'a privé de tout sommeil. (*Bryone*, 5e dil., gutt. 1 dans 125 gr. d'eau, une cuillerée toutes les trois heures.)

Le 3, nuit très-mauvaise à partir de neuf heures jusqu'au jour ; douleur très-aiguë dans le pied droit avec incessante nécessité de le remuer, le mouvement paraissait plutôt le calmer ; lumbago très-aigu ; toux nocturne fréquente ; 110 pulsations, pas de sueur. (*Rhus toxic.* 5e, 1 goutte, *ut suprà.*)

Le 4, nuit plus mauvaise encore ; il souffre aujourd'hui des deux membres inférieurs, les genoux sont enflés, le mouvement et le toucher sont difficilement supportés ; la toux a aussi plutôt augmenté ; râle sibilant, bruits du cœur paraissant profonds et sourds ; 110 pulsations. (*Bryone* 5e, 1 goutte, *ut suprà.*)

Le 5. — Hier au soir amendement notable ; mais vers onze heures les douleurs sont revenues intenses et se sont accompagnées de transpirations abondantes. (*Idem.*) Ce jour, à partir de deux heures, amendement notable; mais à minuit, retour d'un fort accès de fièvre avec douleurs aiguës qui se localisent surtout dans les deux hanches.

Le matin du 6 février, les douleurs sont plus modérées, mais la fièvre est toujours intense avec le pouls fort, à 100. Il tousse beaucoup pendant l'accès.

En face de cette périodicité manifeste, je me crois autorisé à administrer *chininum sulfur.* 2ᵉ tritur., 20 centigrammes en deux doses, à prendre une de suite et la seconde demain matin.

Le 7, grande amélioration; point d'accès cette nuit et il y a eu du sommeil; le matin il ne se plaint que des hanches, l'enflure des genoux a disparu ; pouls à 92. (Même prescription.)

Le 8, mieux encore, quatre ou cinq heures de sommeil cette nuit; pouls à 80. (*Idem.*)

9 et 10, l'amélioration continue, pouls à 78, un peu d'appétit, douleurs modérées dans les cuisses. (Une seule dose de *chinin. sulf.* 2ᵉ trit., par jour.)

Après une potion de *antimon.* 12ᵉ, prescrite le 13 contre un reste de symptômes gastriques, je laisse le malade le 15 parfaitement guéri.

Je suis loin de nier l'action de la *bryone* au début de la maladie dans l'observation que je viens de rapporter : elle était d'abord indiquée par les symptômes du thorax ; elle a eu, en outre, l'avantage de combattre les symptômes les plus aigus et de réduire la maladie à une forme où une intermittence manifeste m'a fait songer au *sulfate de quinine ;* mais aussi personne ne pourra nier que l'action de ce dernier médicament, tout infinitésimale qu'a été sa dose, ne puisse être presque comparée, pour sa rapidité et son efficacité, à celle du *china* dans la névralgie périodique.

2ᵉ Observation.

Rhumatisme articulaire aigu. Traitement commencé le troisième jour :
bryone, mercure ; *aggravation nocturne considérable, insuccès de*
camomille *et* arsenic ; sulfate de quinine ; *guérison le 16ᵉ jour de la*
maladie, 14ᵉ du traitement.

Madame C..., vingt-quatre ans, lingère, d'une constitution faible,
quoique jouissant habituellement d'une bonne santé, n'a jamais eu, non
plus que ses parents, d'affection rhumatismale.

Le 24 novembre 1858, à la suite d'un refroidissement bien constaté
par la malade, elle est prise de frissons suivis et entremêlés de chaleur
avec céphalalgie et mal à la gorge. Pas de sommeil la nuit suivante.

Le 25, je constate pouls à 120, céphalalgie frontale intense, courbature générale et léger mal de gorge sans engorgement des amygdales.
(*Aconit* 5ᵉ, une goutte dans 125 gr. d'eau, une cuillerée toutes les
trois heures.)

Le 26, même état, céphalalgie plus intense encore. (*Belladone, ut*
suprà.)

Le 27, fièvre un peu diminuée, il n'y a plus de mal de gorge, mais
la malade accuse des douleurs plus marquées dans toutes les articulations ; la nuit a été pleine d'agitation et absolument sans sommeil.
(*Bryone* 4/12, *ut suprà.*)

Le 28, les douleurs sont concentrées dans les deux genoux, avec enflure
modérée, besoin incessant de remuer et impossibilité de le faire sans
douleur ; tout contact est difficile à supporter. Du reste, depuis ce matin, symptômes très-diminués, pouls à 100. (Alterner, *ut suprà, bryon.*
4/12 et *merc. solubilis* 4/12.)

29 novembre. — Nuit affreuse ; la malade est calme et souffre peu
jusqu'à neuf heures du soir ; mais, à partir de ce moment jusqu'à cinq
ou six heures du matin, les douleurs augmentent en même temps que
la fièvre monte accompagnée d'agitation, de délire et de rêvasseries.
Les genoux sont moins enflés et moins sensibles, mais les deux cous-de-
pied le sont devenus à leur tour ; par moment aussi des douleurs pas-
sent dans l'une et l'autre épaule et dans les vertèbres cervicales.
(*Chinin. sulfuric.* 2ᵉ tritur., 50 centigr. en deux doses, une le matin
et le soir ; achever la potion avec *merc. solubilis,* dans l'intervalle,
toutes les quatre heures.)

Le 30, la crise des douleurs nocturnes s'est montrée beaucoup plus faible ; mais depuis minuit elle a des selles diarrhéiques très-répétées. Pas de fièvre ce matin, les parties gonflées sont moins sensibles au toucher. (*Chamomille* 5ᵉ, une goutte dans 125 gr. d'eau, une cuillerée toutes les trois heures.)

1ᵉʳ décembre. — Les douleurs et la diarrhée, qui ne s'étaient point manifestées dans la journée, ont reparu vers onze heures du soir avec très-grande agitation et délire ; mieux depuis quatre heures du matin ; pouls à 88. (*Arsen. alb.* 4/12.)

Le 2, peu de changement. (*Dulcamara.*)

Le 3, toujours à peu près le même état ; les douleurs, très-modérées dans le jour, ainsi que la fièvre (88 pulsations), deviennent beaucoup plus aiguës le soir à partir de dix heures environ ; la diarrhée se manifeste en même temps. Les douleurs, moindres aux genoux, se sont étendues aux deux poignets, le toucher les aggrave plus que le mouvement. (Alterner *arsenic* 12ᵉ, 4 glob., et *mercur. solub.* 12ᵉ, 4 glob., dans 125 gr. d'eau, une cuillerée toutes les trois heures le jour et toutes les deux heures la nuit.)

Le 4, diarrhée à peu près arrêtée, mais même crise de douleur et d'agitation ; j'ai vu la malade au commencement de la crise, le pouls était à 104, il est ce matin à 88. (Je reviens au *sulfate de quinine* 2ᵉ tritur., 50 centigr. en deux doses, que j'avais fait suspendre à cause des accidents intestinaux.)

Dès le même soir, la crise est infiniment moins forte ; le 5, pouls à 84, les douleurs des parties gonflées sont un peu moins sensibles au toucher.

Les mêmes doses sont répétées les 5, 6 et 7 ; les nuits deviennent progressivement meilleures, la malade a retrouvé le sommeil.

Le 8, il n'y a plus de douleur qu'au poignet gauche et la malade se lève ; la fièvre a totalement disparu, il y a peu d'appétit, la langue est blanche ; pas de gardes-robes depuis la cessation de la diarrhée. (*China* 2ᵉ trit., 50 gr. en deux doses, qu'on répète le 9 décembre, avec repos le 10.

Le 11, état satisfaisant, sauf inappétence, langue chargée, bouche pâteuse et constipation. (*Nux vom.* 4/12 dans 125 gr. d'eau, trois cuillerées par jour.)

Le 13, je laisse la malade complétement débarrassée de ses douleurs, commençant à travailler et ayant retrouvé son appétit. Ce matin une évacuation alvine normale.

En lisant cette observation, on ne peut méconnaître les effets immédiatement favorables du sulfate de quinine 2ᵉ trit. ; à deux reprises j'y suis revenu ; l'amélioration déterminée par la première dose s'arrête dès que je lui substitue d'autres médicaments qui paraissaient mieux indiqués par la diarrhée et par l'heure de la crise ; j'y reviens, et l'amélioration reparaît avec la seconde dose comme avec la première, pour se continuer jusqu'à parfaite guérison. Peut-être ai-je à me reprocher d'avoir prescrit une quantité plus élevée du médicament que dans l'observation 1ʳᵉ (0,50 au lieu de 0,20) ; il est possible que la diarrhée en ait été le résultat ; sans elle, je n'eusse pas interrompu le remède et la durée de la maladie eût été abrégée : cela est vrai ; mais il nous reste au moins ce bénéfice de pouvoir ainsi constater la double épreuve de l'action curative du médicament et la contre-épreuve de l'insuccès d'autres remèdes qui, au premier abord, pouvaient paraître mieux indiqués.

3ᵉ OBSERVATION.

Accès de rhumatisme articulaire aigu chez un sujet affecté de diathèse rhumatismale. Traitement commencé vers le vingtième jour, alors qu'existent des symptômes ményngitiques menaçants : sulfate de quinine ; *grande amélioration le 4ᵉ jour et guérison le 14ᵉ jour du traitement.*

M. C..., serrurier, âgé de trente-neuf ans, d'une constitution athlétique et d'un tempérament sanguin, jouissait habituellement d'une bonne santé avant ces trois dernières années.

A cette époque, il y a trois ans, il a commencé à souffrir de douleurs rhumatismales aux diverses articulations, plus particulièrement aux membres inférieurs.

Il n'y a point à noter d'antécédents héréditaires, mais une disposition très-grande à transpirer, l'habitation au rez-de-chaussée et au nord dans une rue étroite (rue des Marais-Saint-Germain), un usage peu modéré des boissons alcooliques.

Il y a dix-huit mois, affection rhumatismale aiguë et généralisée qui dure trois mois et est traitée par deux saignées, deux applications de sangsues et calomel à doses répétées.

Depuis cette époque, il a souvent éprouvé des douleurs articulaires à l'occasion de refroidissements étant en sueur ou d'excès alcooliques, mais sans altération de la santé générale.

Il y a trois semaines, à la suite d'un nouveau refroidissement, des douleurs se montrèrent plus vives aux articulations du genou gauche d'abord, puis du droit, puis les pieds se prirent à leur tour ; le malade continua néanmoins ses occupations jusqu'au 9 décembre 1858, où il fut obligé de garder le lit.

Le 13, je suis appelé auprès de ce malade, qui a eu une crise de délire dont tous les assistants ont été effrayés. — A cinq heures du soir, je constate l'état suivant :

Décubitus dorsal avec face congestionnée et qui exprime la souffrance en même temps qu'un certain état de stupeur ; le malade parle avec peine. Pouls à 110, large et dur. Peau fortement moite ; la transpiration n'a pas cessé, plus ou moins abondante ; langue très-blanche, soif modérée et complète inappétence. Le malade accuse un embarras considérable de la tête et des douleurs aiguës lancinantes dans les pieds et plus encore dans les deux genoux. Tout mouvement est impossible, le toucher est également fort douloureux. Depuis qu'il est couché, ces douleurs ont conservé la même intensité le jour et la nuit, sans qu'on ait pu constater de moment précis d'aggravation. La nuit dernière a été la première où il a pu trouver quelques instants de répit et de sommeil, et aujourd'hui il souffre un peu moins qu'hier, mais la tête est embarrassée et il a eu quelques instants de délire.

L'examen me permet de constater une enflure notable des deux articulations du cou-de-pied et un épanchement considérable dans les deux genoux, surtout dans le droit. — Les membres supérieurs sont libres. Rien à la région du cœur et la respiration est facile.

En présence de la légère amélioration du côté des symptômes articulaires avec tendance aux phénomènes encéphaliques, je prescris une dose de *belladone* 6ᵉ, 2 glob. en une prise, à prendre seulement en cas de délire, et *chinin. sulfur.* 2ᵉ trit., 0,60 en 2 doses.

Le lendemain matin 14, le malade est à peu près dans le même état au point de vue des souffrances locales, il a dormi d'un sommeil très-entrecoupé comme la nuit précédente ; mais il n'a pas eu de délire, le pouls est à 100 et moins plein, la figure exprime moins de souffrance et plus d'intelligence. Le gonflement des articulations malades est un peu moindre, mais le poignet gauche est pris, seulement les douleurs en sont bien supportables. Je prescris encore : *chininum sulfuric.* 2e trit., 60 c. en deux doses, à prendre une cette après-midi et demain matin.

Le 15, je trouve le malade levé, accusant un bien-être inaccoutumé et demandant du bouillon ; ce mieux a commencé à six heures du soir, il a dormi deux heures de suite, de dix heures à une heure, puis trois heures environ à plusieurs fois ; il a moins transpiré, le pouls est à 96, la tête est débarrassée, les douleurs ne sont plus aiguës, à moins qu'il ne cherche à exécuter un mouvement ; le poignet est plus douloureux que le genou, mais c'est fort tolérable. (Même prescription, une dose cette après-midi et demain matin.)

Le 16, état meilleur que la veille, sommeil pendant cinq heures environ, dont trois heures de suite, pouls à 84 ; l'enflure du genou droit a diminué des deux tiers et celle du gauche des trois quarts environ. De même pour le poignet, sans qu'aucune nouvelle articulation soit prise. Deux bouillons coupés pris la veille ont bien passé, on en donnera deux autres et je prescris *chinin. sulfur.* 2e trit., 75 centigr. en trois doses, une cette après-midi et deux demain.

18 décembre. — De mieux en mieux : le poignet n'offre plus que de la roideur avec un léger empâtement, on ne voit plus rien du côté du membre inférieur gauche qui reste seulement engourdi ; tout le pied et le genou gauche demeurent enflés, mais le mouvement seul y développe des douleurs ainsi que le toucher dans des points bien circonscrits. Du reste, pouls normal, sommeil de plus en plus prolongé ; la langue reprend sa coloration normale et le malade a mangé hier deux potages et deux mauviettes. (Même prescription, même régime.)

20 décembre. — De mieux en mieux ; il n'y a plus de points sensibles au toucher aux articulations gonflées, et ce gonflement diminue chaque jour ; il accuse seulement, à la partie interne de la cuisse, une douleur très-peu manifeste en ce moment, mais qui, cette nuit, a troublé son sommeil. (*Idem.*)

22. — Le malade est levé et se trouve aussi bien que lors de ma dernière visite ; mais hier il n'est pas resté levé, pris qu'il fut de fièvre, sans cause connue, avec retour de douleur au genou droit ; la nuit a été bonne néanmoins ; aujourd'hui le pouls est à 80, un peu vif. (*Chinin. sulf.* 6e, gutt. 2, une cuillerée toutes les quatre heures.)

24.—Mieux, pas de douleurs, mais il ne peut se tenir sur ses jambes. (*Sulf.* 6ᵉ, gutt. 1.)

26. — Les jambes ont pris de la solidité et les genoux ne sont plus douloureux, seulement la douleur à la partie interne de la cuisse gauche a reparu assez intense pour l'obliger à se lever, ce qui l'a soulagé. — Actuellement (midi) il ne l'éprouve plus. (*Rhus tox.* 12ᵉ dilution, gutt. 1.)

Le 28, il se trouve assez bien pour discontinuer le traitement.

On voit ici avec quelle rapidité un état suraigu avec symptômes graves menaçants a été enrayé ; et, en somme, l'attaque aiguë que je commençai à combattre le 14 n'existait plus quatre jours après ; la fièvre avait cessé et le sommeil étant revenu, le malade commençait à se lever et manger.

4ᵉ OBSERVATION.

Rhumatisme subaigu et dans l'état puerpéral avec périodicité nocturne. Traitement commencé le 5ᵉ *jour :* camomille *employée sans succès ;* china 6ᵉ, *puis* china 1ʳᵉ *et* 2ᵉ *; guérison le* 10ᵉ *jour du traitement.*

Madame D..., vingt-cinq ans, sans profession, accouchée il y a un mois, nourrice, actuellement à Bellevue, près Paris. Son mari me rapporte que, depuis quatre jours, elle souffre de douleurs dans l'épaule droite, lesquelles ont, depuis deux nuits, acquis beaucoup d'intensité, douleurs qui s'aggravent par le mouvement et le toucher et ne lui permettent pas de rester dans son lit. C'était le 23 août 1858 ; je prescris *chamomille* 12ᵉ dil., 6 glob. dans 150 gr. d'eau, une cuillerée trois fois par jour et une la nuit.

Le 27, aggravation ; les douleurs existent, répandues dans toutes les articulations, au cou et aux reins, mais elles occupent surtout l'épaule et le poignet du côté droit ; le mal s'aggrave tout à coup et l'éveille vers minuit, l'obligeant à se lever avec grande angoisse ; la douleur lui donne une sensation de gonflement de la partie avec pesanteur comme du plomb et engourdissement ; elle craint surtout le toucher. Avec ces symptômes, l'état général se maintient satisfaisant, et l'enfant vient bien. (*China* 6ᵉ, gutt. 2, dans 200 gr. d'eau, une cuillerée toutes les quatre heures.

Le 30, on m'annonce une notable diminution dans la durée et l'intensité des crises qui se montrent néanmoins toujours de minuit à deux heures, douleurs déchirantes et lancinantes que le mouvement et le toucher aggravent ; mais il n'y a plus cette agitation qui obligeait la malade à se lever. (*China* 1ʳᵉ trituration, 50 centigr. en dix paquets, trois par jour.)

3 septembre. — La crise est venue chaque nuit, mais toujours moindre, cette nuit même elle a manqué ; elle conserve au réveil une roideur marquée dans les parties douloureuses. En raison de ce dernier symptôme, je prescris une cuillerée de *nux vom.* 3/30ᵉ dans 125 gr. d'eau, une cuillerée matin et soir, et l'après-midi une dose de *china* 2ᵉ trit., 10 centigr. pendant quatre jours. — Guérison complète.

Ici je n'ai pas eu besoin de recourir au sulfate de quinine ; les effets du *china* n'en ont pas moins été remarquables : peut-être le premier eût joui d'une action curative plus énergique et plus prompte, mais j'étais éloigné de la malade, et chaque rapport annonçant une amélioration marquée, je n'ai pas cru devoir changer le remède.

5ᵉ OBSERVATION.

Diathèse rhumatismale avec endocardite ; accès aigu en récidive après cinq semaines de fausse convalescence : aconit ; *crises nocturnes du côté des articulations et du cœur :* sulfate de quinine *et* spigélie ; *guérison le* 10ᵉ *jour.*

Madame D…, quarante-six ans, couturière. Ménopause depuis huit mois ; a eu plusieurs attaques de rhumatisme articulaire aigu, dont les deux dernières ont été traitées par la médication homœopathique, au mois de juin 1851 et dans la seconde quinzaine d'août 1861. Sortie et retournée à ses affaires après dix-huit à vingt jours de traitement, pour cette dernière attaque, elle avait conservé une sorte d'engourdissement douloureux de presque toutes les jointures, plus prononcé dans l'épaule gauche, qui la nuit devenait souvent le siége de douleurs aiguës. En même temps de l'oppression et des palpitations (déjà anciennes, mais beaucoup plus marquées) appelaient l'attention du côté du cœur, où l'auscultation révélait un bruit de souffle râpeux au second temps, avec pulsations irrégulières, quelquefois intermittentes. Ces symptômes étant beaucoup plus marqués le 14 octobre, je lui prescris chez moi *pulsatille* 6ᵉ et *arsenic* 12ᵉ.

Mais, le 16, je suis appelé auprès d'elle : on venait de la coucher à la suite d'un violent frisson ; pouls à 110, douleurs aiguës dans toutes les articulations, mais surtout dans l'épaule, le coude, le poignet et la main gauche, les jointures des doigts sont notablement enflées, le mouvement de toutes les articulations du corps est douloureux ; bruits du cœur fort irréguliers avec souffle au 2ᵉ temps. (*Aconit* 3ᵉ, gutt. 2 dans 150 gr. d'eau, une cuillerée toutes les deux heures.)

Le 17, à peu près même état ; le gonflement des mains, de la gauche surtout, est plus marqué et est manifeste au coude ; pouls moins fréquent, à 90, oppression, mêmes signes au cœur. (*Chininum sulfur.* 2ᵉ trit., 4 doses de 15 cent., une toutes les quatre heures.)

18. — Même état général ; le membre supérieur droit a été cette nuit et est encore ce matin le siége de douleurs très-aiguës dans ses diverses articulations ; la main est un peu gonflée, mais moins que la gauche qui n'est plus que le siége d'un engourdissement douloureux. — Élancement par intervalles dans les jointures des membres inférieurs, qu'elle peut néanmoins remuer un peu. (Même traitement.)

19. — Douleurs un peu moins aiguës, pouls à 80 seulement ; cette nuit elle a beaucoup souffert dans la région du cœur, mêmes signes physiques. (*Chinin. sulf.* 3ᵉ trit., 4 doses de 20 centigr.)

20. — Nuit très-mauvaise ; les douleurs du membre supérieur sont moindres, mais elles sont vives aux articulations du membre inférieur gauche, surtout au genou qui est gonflé. (*Chinin. sulf.* 2ᵉ trituration ; potage.)

Douleurs plus aiguës au genou droit. (*Idem.*)

21. — Douleurs articulaires diminuées, mais cette nuit il y a eu des palpitations et de la dyspnée avec élancements à la région du cœur ; bruits du cœur précipités et irréguliers. (*Chinin. sulf.* 3ᵉ trit., 3 doses de 15 cent. alternées avec *spigelia* 12ᵉ, 3 doses de 2 globules.)

22. — Elle a moins souffert du cœur ; bruits moins irréguliers ; les douleurs articulaires moins aiguës et remplacées par des engourdisse-

ments pénibles ; elle imprime des mouvements modérés à toutes les jointures, on l'a levée deux heures. Le pouls dès ce moment se maintient à 72 environ. (Même prescription ; poulet.)

23. — Malade levée ; voici deux nuits qu'elle repose d'un assez bon sommeil. (*Chinin. sulf.* 3e trit., 4 doses.)

24. — L'engourdissement douloureux diminue ; la nuit, toutefois, l'épaule gauche est encore le siége de quelques crises, elle ne peut leur imprimer certains mouvements. (*Chinin. sulf.* 3e trit., 3 doses, avec *pulsat.* 5e trit., 3 doses.)

26. — Elle se lève toute la journée et serait bien si elle ne s'éveillait la nuit avec engourdissement douloureux des membres. (*Lycopod.,* 3 paquets de 2 globules.

28. — Même état ; du reste, elle mange et agit. (*Rhus tox.* 5e trit., 6 doses de 5 cent., une matin et soir et la nuit.)

31. — Notable amélioration, nuit bonne ; l'épaule est seulement douloureuse dans certains mouvements ; le cœur à l'état presque normal, très-léger souffle au 1er temps. (Même prescription.)

Déjà depuis plusieurs jours nous n'avions plus affaire à du rhumatisme franchement aigu, et les symptômes douloureux qui persistaient, tenaient autant à des désordres ménopausiques antérieurs qu'à l'affection rhumatismale elle-même ; c'est pourquoi elle avait pris *pulsat.* et *lycop.,* que je fis suivre de *nux vom., sepia* et *cocculus* jusqu'à parfaite guérison qui fut obtenue vers le 15 novembre et s'est maintenue.

Toujours est-il que le sulfate de quinine ayant été administré à des doses modérées de la seconde et troisième trituration, les symptômes aigus furent enrayés en très-peu de jours, et beaucoup plus promptement que dans ses précédentes attaques ; aussi cette malade, fort intelligente d'ailleurs, avait-elle bien apprécié dès le début les bons effets de ces poudres et me priait chaque jour d'en continuer l'usage.

Leur action curative a été réelle et plus manifeste encore dans l'observation suivante, la dernière que j'ai eu à traiter.

6ᵉ Observation.

Rhumatisme articulaire franchement aigu. Traitement le second jour : bryon.; *aggravation vespertine avec délire* : sulfate de quinine ; *guérison le 10ᵉ jour.*

Mademoiselle G..., dix-sept ans, passementière, d'une constitution délicate, bien réglée, était convalescente d'une amygdalite aiguë quand, après s'être exposée à un courant d'air, elle fut prise le lendemain 16 septembre 1861, d'un violent frisson, suivi de fièvre ardente qui s'accompagna pendant toute la nuit suivante d'une très-vive douleur dans le muscle grand pectoral du côté gauche avec dyspnée extrême et impossibilité de tout mouvement.

Le 17 au matin, je constate le même état local, un peu moins pénible depuis l'application de cataplasmes chauds, endolorissement général de tout le corps, chaleur halitueuse de la peau, pouls à 120; langue très-blanche, inappétence et soif, anxiété notable de la malade et des assistants. (*Bryon.* 12ᵉ, 1 goutte dans 150 gr. d'eau, une cuillerée à bouche de deux en deux heures.)

Le 18 septembre, respiration moins difficile, toutefois la douleur empêche encore tout mouvement du tronc, l'articulation scapulo-humérale du côté droit et le poignet du côté gauche sont aussi douloureux, et ce dernier est le siège d'un gonflement modéré ; pouls à 110. (*Bryon.* 5ᵉ, 1 goutte, *ut suprà.*)

19. — Fièvre diminuée, pouls à 100 ; la malade commence à pouvoir faire quelques mouvements du corps et de l'épaule, le poignet gauche est enflé, douloureux et surtout très-sensible au toucher, le genou du même côté commence à se prendre. (Continuer *bryon.*, une cuillerée de trois en trois heures.

Le 20, à cinq heures de relevée, thorax dégagé ; endolorissement, gonflement du genou droit et du cou de pied du même côté, mouvement et toucher de ce membre impossibles, pouls à 120, chaleur halitueuse de la peau, la fièvre a augmenté comme chaque jour vers trois heures de l'après-midi, elle diminue dans la soirée et les nuits sont assez bonnes. (*China* 5ᵉ, gutt. 1.)

22. — Les deux genoux sont pris ainsi que les deux cous-de-pied ; ce matin nous trouvons le pouls à 100. (*Bryon.* 5ᵉ gutt. 1.)

24. — Depuis trois jours, mais hier particulièrement, grand redoublement de la fièvre dans l'après-midi, avec chaleur extrême, divagation, délire ; cet état se dissipe dans la soirée et les nuits sont assez calmes ; ce matin, pouls à 110, endolorissement général ; outre les articulations des membres inférieurs prises surtout du côté droit, à l'exception des hanches, le coude à droite est également enflé et sensible. (*Chininum sulfur.* 2ᵉ trit., 4 doses de 15 centigr., une dose vers midi et sept heures du soir, aujourd'hui et demain.)

26. — L'accès du 24 a été diminué et sans délire ; hier, il a absolument manqué ; ce matin, pouls à 90 ; chaleur modérée, les douleurs n'existent plus aux articulations du côté gauche et sont infiniment diminuées à droite, la malade demande à manger. (*Chininum sulf.*, 3ᵉ trit., 4 doses de 15 centigr., *ut suprà ;* bouillon aujourd'hui, potage demain.)

28. — La malade n'accuse plus que de la courbature, tout gonflement et toute douleur locale ont disparu ; pouls à 84 ; appétit ; elle accuse aussi un peu d'embarras dans le bassin, mais notons qu'elle souffre habituellement d'hémorrhoïdes. (*Sulfur.* 24ᵉ dil. 3 glob. dans 120 gr. d'eau, trois cuillerées par jour.)

1ᵉʳ octobre. — La malade est levée, marche sans ressentir autre chose qu'un peu de roideur indolore et de la faiblesse, l'appétit est parfait ainsi que le sommeil. — La guérison s'est maintenue.

Évidemment, ici, l'action du remède peut être comparée, pour son efficacité et sa rapidité, à celle du sulfate de quinine dans les fièvres intermittentes ; il est vrai que les douleurs s'aggravaient chaque jour avec une périodicité manifeste ; mais, contrairement à ce qu'on observe dans les fièvres intermittentes, et contrairement surtout à ce qu'on a prétendu pour le rhumatisme articulaire aigu, les hautes doses n'ont pas été nécessaires, il a suffi de quelques centigrammes des seconde et troisième triturations.

Que conclure des six faits que je viens de citer ? Je ne veux pas induire au delà de ce qu'ils renferment, et je les résume.

Le premier a duré dix jours ; quatre ans auparavant le sujet avait eu un accès qui dura quatre mois, et la lecture de l'observation montre avec quelle intensité commençait cette seconde attaque.

Le second cas a duré quatorze jours, et l'emploi du sulfate de quinine a été interrompu trois jours à tort, je l'ai reconnu ensuite, pour combatlre des accidents sans importance réelle.

Le troisième cas offre le type d'un accès suraigu enté sur un rhumatisme déjà ancien : cet accès, très-violent, fut enrayé en cinq ou six jours.

L'affection subaiguë qu'offre l'observation quatrième a duré environ dix jours ; or, on sait combien les affections rhumatismales sont opiniâtres dans l'état puerpéral, et, d'autre part, je n'ai pas suivi régulièrement ni même vu la malade ; des rapports intelligents m'étaient seulement faits tous les trois ou quatre jours.

Dans l'observation n° 5 il s'agit d'une récidive chez un sujet à sa quatrième attaque : la première, il y a douze ans, traitée par la médication ordinaire, dura plus de deux mois ; la seconde, par moi en 1852 (je commençais la pratique de l'homœopathie), dura vingt à vingt-cinq jours ; la troisième, cette année, traitée d'abord par un de mes amis en mon absence, puis continuée par moi, dura vingt jours ; la quatrième, que j'ai racontée, compliquée d'endocardite, dura dix à douze jours.

Enfin nous trouvons dans le sixième cas celui d'une affection franchement aiguë et primitive chez un sujet jeune, mais d'une mauvaise santé. L'état était tellement aigu, et les symptômes, du côté de la tête et de la poitrine, étaient si prononcés, que je ne voulus pas, pendant cinq jours, aborder le sulfate de quinine, trouvant les indications manifestes d'*aconit* et *bryone*. Le sixième jour, je me décidai à recourir au sulfate de quinine, et le onzième jour toute douleur avait disparu.

Tel est le résultat brut de ces six faits de rhumatisme aigu, tous bien différents les uns des autres, sauf le deuxième et le sixième, et n'offrant que deux points de ressemblance assez marqués : 1° la périodicité, plus ou moins caractérisée, dans les moments d'aggravation des accidents ; 2° leur guérison en moins de deux septenaires.

Or, dans ces six cas, *chinin. sulfuric.*, 1re à 3e tritur. a fait la base du traitement.

D'autre part, je dois déclarer que je n'ai pas eu, depuis quatre ans, d'autres cas de rhumatisme articulaire aigu à traiter que ceux que je publie ici, et que ceux contre lesquels j'ai dû lutter avant 1858 sont loin d'avoir eu une marche et une issue aussi heureuses. Je ne m'avance par trop non plus en affirmant que la clinique de toutes les écoles confirme ma pratique antérieure, c'est-à-dire une durée de trois à six septenaires, sauf peut-être les cas où l'on a prétendu juguler la maladie (mais malheureusement le malade quelquefois aussi) par le sulfate de quinine à haute dose ou les saignées coup sur coup.

Ceci posé, je ne me crois pourtant point en droit de conclure d'un nombre de faits trop restreint que le sulfate de quinine employé aux basses triturations hahnemanniennes est un véritable spécifique du rhumatisme articulaire aigu ;

je ne veux pas non plus dépouiller de l'efficacité que je leur ai reconnue; comme tous mes confrères, des médicaments comme *aconit, belladone, mercure, rhus, pulsatille* et surtout *bryone* : je crois seulement que, lorsque ces derniers remèdes auront écarté les symptômes les plus aigus contre lesquels ils sont plus spécialement indiqués, alors, dis-je, si surtout on observe, ce qui est le cas le plus ordinaire, une périodicité plus ou moins marquée de symptômes aigus, il ne faut pas hésiter à donner le sulfate de quinine; on agira ainsi plus directement sur le fond de la maladie, on parviendra mieux à l'enrayer dans son cours, et cela, comme je l'ai montré, sans sortir des doses et préparations hahnemanniennes. Rien n'empêche, d'ailleurs, d'employer d'une manière intercurrente d'autres médicaments destinés à combattre certains symptômes particuliers et prédominants, *aconit* en cas d'accès fébriles très-violents, *chamomille* ou *belladone* s'il se manifeste des phénomènes nerveux ou cérébraux, *spigelia* et *arsenic* s'il y a des symptômes d'endocardite, *bryone* si les douleurs sont extrêmement aiguës, que les muscles du thorax ou la plèvre soient très-fortement affectés, etc.

III

Conclusion

Les conclusions de ce petit travail se déduisent tout naturellement des faits que j'ai rapportés :

1° Le sulfate de quinine et le quinquina sont, en général (1), les médicaments curatifs des névralgies périodiques, au moins de celles de la face et récentes.

2° Il n'est pas nécessaire d'employer, pour les combattre, le sulfate de quinine à haute dose.

3° Le sulfate de quinine et le quinquina à dose homœopathique (3e ou 5e dilutions ou tritur.) suffisent pour les guérir.

4° Le sulfate du quinine constitue un médicament très-précieux dans le rhumatisme articulaire aigu, il enraye le cours des accidents, surtout quand ils procèdent par aggra-

---

(1) Je dis en général, n'ignorant pas que d'autres substances, *nux vom.*, *arsen. verair.*, etc., guérissent parfaitement ces névralgies quand ils sont indiqués par l'ensemble des symptômes concomitants.

vation quotidienne périodique, et il diminue notablement la durée de la maladie.

5° Il ne doit jamais être administré à haute dose, il n'est même pas nécessaire de l'employer en substance ; il suffit de quelques centigrammes des premières triturations.

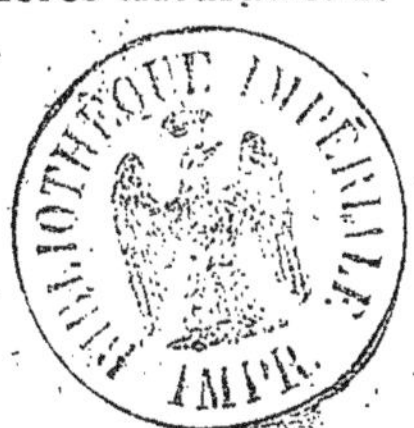

FIN

636. — PARIS. — IMPRIMERIE POUPART-DAVYL ET Cᵉ, RUE DU BAC, 30.